OBSERVATIONS

SUR LES VERTUS

DES VÉRITABLES PILULES

DE

BELLOSTE,

AVEC LA MANIÈRE D'EN FAIRE USAGE;

Précédées de l'approbation de la Société de Médecine.

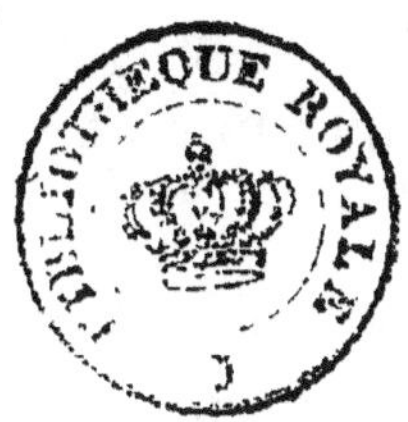

De l'Imprimerie de RENAUDIERE, rue du Marché
Neuf, N°. 48.

1819.

OBSERVATIONS

SUR LES VERTUS

DES VÉRITABLES PILULES

DE BELLOSTE.

EXTRIAT des Registres *de la Société de Médecine.*

La Société de Médecine nous a chargés de faire l'examen des Pilules d'*Augustin Belloste.*

Nous avons examiné avec soin ses Pilules : elles sont déjà conpues des Médecins, par l'usage que la plupart en font journellement et que nous en faisons nous-mêmes.

Des expériences réitérées ont démontré que ce remède est employé avec succès comme un excellent dépuratif du sang, tant dans les maladies externes de la peau, comme les *dartres, boutons, affections psoriques,* etc., que dans quelques maladies internes, où elles agissent comme purgatif, telles que les *engorgemens lymphatiques, les embarras des viscères, les épanchemens de lait, les humeurs froides, rhumatismales et goutteuses; les maladies vénériennes, vermineuses*, etc.

Nous avons ensuite examiné la recette qui nous a été communiquée par la veuve Belloste, et nous avons reconnu que ces Pilules diffèrent des *Pilules mercurielles du codex* de Paris, et celles dont on trouve la recette dans les Elémens de pharmacie de Baumé, sous le nom de *Pilules de Belloste*.

Au reste, les Pilules de Belloste paraissent bien composées : on ne peut y apercevoir, même à la loupe, aucun atôme de mercure coulant qui y est parfaitement éteint. Leur composition est accompagnée de correctifs qui ne se trouvent pas dans les Pilules mercurielles; aussi leurs effets nous ont-ils paru plus doux, plus certains, plus uniformes que ceux des mercurielles qui se débitent dans le commerce.

Nous estimons donc que la Société peut donner son approbation à un Remède bien composé, dont les effets sont connus depuis long-temps par les expériences réitérées.

Signé *Geofroy, Mauduit* et *Andry*; *Lassone*, président; *Lorry*, vice-président.

DÉLIBÉRATION.

La Société de Médecine ayant entendu la lecture du rapport fait par MM. Geofroy, Mauduit et Andry, sur les *Pilules* de la veuve *Belloste*, a pensé que cette préparation méritait son approbation, et que la distribution pouvait en être autorisée par une permission.

Je certifie que le présent extrait est conforme à l'orignal contenu dans les registres de la Société de Médecine et au jugement de cette Compagnié.

Fait au Louvre, ce 4 octobre 1779.

Signé Vicq-d'Azir, *secrét. perp.*

INSTRUCTION sur la manière de faire usage des Pilules de Belloste.

La dose de ces Pilules doit être proportionnée à l'âge et au tempérament des personnes plus ou moins faciles à évacuer.

Les enfans de trois à six ans en prendront deux ; ceux de six à douze en prendront jusqu'à quatre.

La dose ordinaire pour toute personne est de six ou huit Pilules. Si cette dose procure deux évacuations, cela suffit.

Quand une prise de huit Pilules ne purge pas, on peut en avaler jusqu'à dix et douze, au plus ; mais, dans cette circonstance, il vaut mieux se préparer en buvant, pendant une huitaine, du bouillon aux herbes ou du petit-lait.

On prend ordinairement ces Pilules de deux jours l'un, c'est-à-dire, qu'on laisse un jour d'intervalle. On les avale le matin à jeun ; trois heures après on boit du thé très-léger, ou du bouillon coupé, et l'on déjeûne quand leur effet est terminé.

Dans les maladies chroniques, il vaut mieux les prendre le soir, attendu que le lendemain il n'y a pas de régime à tenir, et qu'on peut vaquer sans crainte à ses affaires.

Les doses du soir purgent moins que celles du matin, mais elles travaillent mieux à la dépuration du sang ; il faut continuer l'usage de ce remède jusqu'à ce que la maladie ait disparu, autrement son effet devient nul. Il est salutaire à tout âge et à tout sexe ; (les femmes doivent suspendre dès que l'évacuation menstruelle paraît, pour le reprendre ensuite). Quand la maladie exige qu'on en fasse un long usage, il faut en fixer la dose à six Pilules ; toutes les tisanes qu'on pourrait prescrire ne sont pas nécessaires pour obtenir parfaite guérison, car il est reconnu

en médecine que toutes les boissons mucila-
gineuses sont nuisibles à l'estomac. Cependant,
dans les maladies de peau, on peut faire usage
d'infusion de fumeterre.

Le régime à observer consiste à s'abstenir de
toute crudité le jour de prise seulement. La
manière la plus agréable de les avaler est de les
envelopper de confitures ou dans une hostie, et
de boire par-dessus un peu d'eau sucrée.

Elles se conservent fort long-temps, pourvu
qu'on les tienne dans un lieu sec ; la poudre qui
se trouve dans les boëtes est indispensable pour
les empêcher de se détériorer.

Nota. Les véritables Pilules du sieur Belloste,
dont les Médecins prescrivent l'usage, se trouvent dans des boëtes de bois revêtues de sa
signature. On peut s'adresser à lui pour en avoir
un dépôt.

OBSERVATION.

Le sieur Belloste, Médecin, croit devoir pré-
venir le Public contre le danger des falsifications
de ses Pilules, dont la réputation a engagé des
gens de mauvaise foi à en fabriquer de leur composition qu'ils osent débiter sous le nom de

Pilules de Belloste (1). Ceux qui en sont journellement la dupe, se plaignent qu'elles font saliver, qu'elles échauffent le malade, tandis que les *véritables* n'ont aucun de ces inconvéniens : c'est pourquoi on ne saura trop être en garde contre les falsifications.

Pour répondre donc à la juste confiance du Public dans les *véritables Pilules* de Belloste, nous croyons devoir à leur consolation de citer les cures les plus récentes obtenues par ce remède, passé à présent, toujours avec le même succès, à la troisième génération.

EXEMPLES de quelques-unes des guérisons opérées avec ce remède par le Docteur BELLOSTE.

M. Delpestre, devenu perclus de tous ses membres par un rhumatisme universel.

Bordeaux.

Je vous préviens, Monsieur, que vos Pilules réussissent parfaitement dans les maladies vermineuses. Un de mes enfans, âgé de cinq ans,

---

(1) Lisez l'approbation de la Société de Médecine qui est en tête de ce livre.

a rendu, après six prises de votre remède, une quantité innombrable de vers, et s'est trouvé ainsi totalement guéri.

Signé *Robert.*

Turin.

Monsieur, votre père ayant résidé dans cette ville, je connais depuis quarante ans les propriétés de vos Pilules : j'en ai donc conseillé l'usage à un de mes parens attaqué d'obstructions au foie. Il en est à la sixième boëte, et se trouve tellement soulagé, qu'il est certain d'être guéri avec la septième.

Signé *Simonin.*

Nantes.

M.

Vos Pilules sont souverainement efficaces dans les maladies chroniques, car je viens d'en faire un usage heureux pour un engorgement lymphatique, que ce remède est parvenu à dissoudre en deux mois de temps.

Signé *Moricet.*

Paris.

M.

Ayant lu dans la Correspondance de Voltaire que Trouchin lui conseillait les Pilules de Belloste pour des maux d'yeux, j'en ai fait usage pour un engorgement aux glandes lacrymales. Il n'y a que votre remède qui ait pu parvenir à me guérir radicalement de cette infirmité.

Signé Delatour.

Bordeaux.

M.

Je vous prie de m'expédier deux boëtes de vos Pilules pour une personne qui désire en commencer l'usage. Elles m'ont guéri d'un rhumatisme dans tout le côté gauche, après avoir été inutilement aux eaux de Barèges et aux boues de Saint-Amand. Je ne cesse de publier l'effet de vos Pilules, vous priant de me les faire parvenir.

Signé Cugneau.

Saint-Diez, département des Vosges.

M.

J'ai employé les dernières Pilules que vous

m'avez adressées, en partie pour une dame à qui il était survenu dans l'oreille une dartre qui la faisait beaucoup souffrir, et lui avait causé un gonflement avec une suppuration continuelle. Deux boëtes seules ont opéré la guérison parfaite.

Une autre partie de votre envoi a fait disparaître un rhumatisme commençant depuis peu.

Une autre personne à laquelle est survenue une humeur sur les yeux, laquelle lui avait singulièrement baissé la vue, en fait à présent usage, dont elle se trouve très-bien. C'est pour achever cette cure, que je vous engage à ne pas tarder l'expédition à celui qui est, etc.

Signé Lebel.

Saint-Macaire.

M.

En mon absence est arrivé le paquet de Pilules que vous eûtes la complaisance de m'envoyer. J'ai à ce sujet des nouvelles les meilleures à vous donner. Mes glandes sous le bras ont diminué de moitié ; je serais tenté de croire que celles que j'avais au cou, au moins depuis vingt-cinq ans, fondront aussi (sur quoi je ne comptais guère). Elles ont un peu fondu : toujours constant, je prends vos Pilules. Celles-ci couronneront l'œuvre ; c'est mon espoir.

Signé Pujoux-Philipon.

Au bourg de Plessis-Grinion.

M.

Je suis depuis quatre ans coupable, pour ainsi dire, du crime de lèze-nation, ne vous ayant pas communiqué quantité de guérisons obtenues par vos Pilules, à ma connaissance ; entre autres celle d'une femme alitée depuis cinq ans, à la suite d'un épanchement laiteux, laquelle, après avoir épuisé tous les moyens imaginables, fut guérie en trente-cinq prises. Une fille, âgée de dix ans, laquelle, dès l'âge de quatre ans, fut attaquée à la gorge et au visage d'une humeur froide qui avait donné lieu à un ulcère pénétrant jusqu'à l'os jugal, avec carie de l'os, la paupière et l'œil fort affectés, a été parfaitement guérie en soixante-trois prises.

Un homme attaqué depuis cinq ans d'une gonorrhée, guéri en dix-neuf prises.

Une jeunesse de onze ans, ayant dès sa naissance tout le corps couvert de dartres, guérie en quatre mois et demi, malgré sa négligence au régime.

Signé Cordier, chirurgien.

CERTIFICATS.

Je certifie que mon fils, âgé de douze ans, vient d'être guéri d'humeurs froides par l'usage des véritables Pilules de Belloste.

Versailles ce 2 janvier.

V^e. *Marinier*, rue du Commerce.

Je déclare que j'ai été radicalement guéri d'une dartre vive par l'usage non interrompu des Pilules de M. Belloste, demeurant rue de Sèvres, n°. 2.

Paris, ce 4 février.   Signé *Ivans.*

« Je sonssigné, déclare que j'ai acheté chez M. *Jacquet*, à Mâcon, des véritables Pilules de Belloste, desquelles mon épouse a fait usage conformément au livre instructif; elle a été guérie en quatre prises, d'un dépôt de lait à une jambe dont elle souffrait depuis cinq ans, et que bien des soins n'avaient pu dissiper. En fait de quoi j'ai signé.

Signé *Angros.*

A Mâcon, une femme attaquée d'un chancre qui lui ôtait l'usage de la parole, guérie en douze prises.

Signé *Bailly* fils.

Mâcon.

J'ai le plaisir de vous aviser, Monsieur, que votre remède a bien opéré sur un particulier attaqué d'un chancre qui lui couvrait toute la figure. Chaque fois qu'il se mouchait, il croyait avoir mouché un œuf. Votre remède réussit très-bien dans les maladies vénériennes. Un nommé Simon, ancien marchand de vin, avait un ver dans l'estomac, lequel lui interceptait le sommeil. Il lui est survenu à l'oreil un mal pour lequel il se mit à l'usage de vos Pilules, qui lui guérirent son mal d'oreille, et lui firent en même temps sortir ce ver, qui était comparable à un fuseau, et dur comme une corne. Rien autre chose à vous marquer, etc.

Signé Pierre Jacquet, dépositaire
de votre remède.

M.

Je vous communique la guérison d'un jeune homme de Bordeaux, auquel j'ai conseillé votre remède ; le sieur Cadet Capuron, jardinier, ayant depuis deux ans la figure couverte d'une croûte qui lui emboîtait toute la face, à mesure que la croûte tombait, il lui en venait une autre, avec inflammation qui lui tenait tout le passage fermé, se trouve très-radicalement guéri, malgré les vains traitemens employés précédemment. J'ai cru vous faire plaisir en vous instruisant de ce fait, qui mérite d'être inséré dans votre recueil.

Signé *Thérèse Jonquisse.*

Villentrois.

Nous soussignés, Maire et propriétaire de la terre de Villentrois, canton de Valençai, département de l'Indre, certifions que la petite Berte, âgée de dix ans, attaquée d'écrouelles depuis plusieurs années, ayant trois ulcères ouverts au cou, a été parfaitement guérie dans l'espace de six mois par les Pilules de Belloste : en foi de quoi nous avons signé le présent, pour lui servir et valoir ce que de raison.

Signé *Raboteau*, maire;

Picot-Grandchamp, propriétaire.

M. Belloste, Médecin, demeure à Paris, rue de Sèvres, n°. 2, place de la Croix-Rouge, maison du notaire, au premier, au-dessus de l'entre-sol.

Toutes ces boëtes sont revêtues de sa signature.
Ceux qui désirent en transporter aux colonies
peuvent lui adresser leurs demandes.

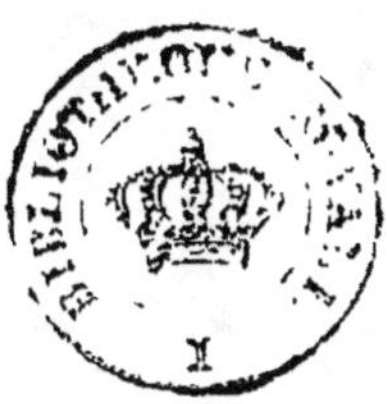